I0070397

NOUVEL AVIS

A LA SOCIÉTÉ,

INTÉRESSANT

LES CITOYENS DE TOUS LES ORDRES,

SUR

TROIS MILLE GUÉRISONS opérées en dernier lieu à Paris avec la Poudre médicamenteuse du Chevalier DE GODERNAUX.

Dont la découverte & les premiers succès remontent à près de soixante ans avant ses épreuves & son adoption solemnelles en Angleterre & en France, par ordre exprès des Souverains.

Remede justement célebre , sous les auspices de cette adoption , & par les phéno-menes salutaires que l'on consigne ici sous les yeux de SA MAJESTÉ.

Par M. ANDRIEU , Docteur en Médecine & en Chirurgie de l'Université de Montpellier.

Quod vidimus testamur.

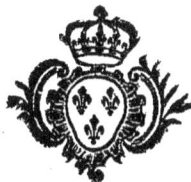

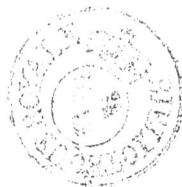

A ORLÉANS,

De l'Imprimerie de L. P. COURET DE VILLENEUVE , Imprimeur du Roi.

M. DCC. LXXXIV.

AVEC APPROBATION, ET PERMISSION.

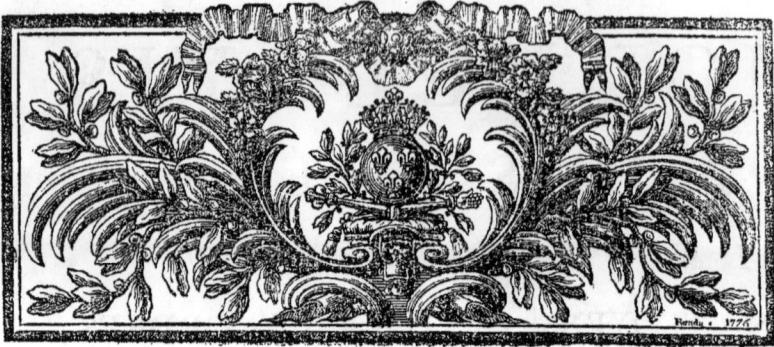

NOUVEL AVIS
A LA SOCIÉTÉ,
INTÉRESSANT

LES CITOYENS DE TOUS LES ORDRES,

SUR

TROIS MILLE GUÉRISONS opérées en dernier lieu à Paris avec la Poudre médicamenteuse du Chevalier de GODERNAUX,

Les faftes de l'Hiftoire célébreront les vertus & les qualités royales du Prince glorieufement régnant, tandis que les annales de la Médecine confacreront la bienfaifance & la follicitude paternelle de Sa Majesté envers fon peuple, par l'adoption d'un Remede vraiment falutaire & efficace contre les maux les plus fréquens & les plus terribles qui l'affligent.

Les dartres, gales, laits répandus, fleurs blanches, les fuites de la petite vérole & rougeole, les humeurs froides, & enfin la maladie anti-fociale (vénérienne).

Les préceptes de la médecine, les écrits des Médecins anciens & modernes con-

A

fommés dans la pratique de l'art, une obfervation conftante de plufieurs fiécles, prouvent, que ces diverfes maladies guériffent très-difficilement, très-rarement, ou point du tout, par les remedes ordinaires ; & la trop fâcheufe expérience perfonnelle de tant d'individus qui en font cruellement vexés & victimes, confirme tous les jours cette affligeante vérité.

Pendant que la maladie vénérienne, ce fléau obfcène, aujourd'hui fi généralement répandu, dégéneré & déguifé fous tant de formes, ne guériffoit jufqu'à préfent que par le *concours meurtrier du fer & des applications brûlantes & corrofives.*

S'il eft vrai, comme on n'en peut douter, que l'*humanité*, ce fentiment toujours actif, toujours renaiffant, toujours inépuifable. qui nous porte à fecourir nos femblables & à contribuer à leur bonheur ; foit une vertu fupérieure à l'amour même de la patrie (1), le Génie militaire ne confacra jamais plus noblement & plus utilement fes loifirs au bien de l'Etat que par les travaux & les recherches chymiques qui donnerent lieu à la précieufe découverte de la Poudre médicamenteufe du Chevalier de Godernaux, fi fagement accueillie & adoptée par SA MAJESTÉ, d'après des épreuves folemnelles & irréfragables par fon ordre exprès & par les foins de deux Miniftres zélés pour le bien de l'Etat (2), dont les vues politiques ayant pour objet la confervation des Troupes & des Sujets de Sa Majefté, & l'économie de fes finances, ont dirigé l'attention & les foins dans l'exécution des expériences relatives à ce remede.

La plus remarquable de ces expériences, faites par *ordre & d'après un bon exprés du Roi,* la première en ce genre, dont l'Hiftoire de la Médecine ne fournit aucune exemple, c'eft l'*expérience ambulatoire* de Lifle à Toulon en 1780, fur trente-fix Soldats *énervés, blazés au dernier degré* par des maladies vénériennes graves & anciennes, qui traités en marche, & dans une route de 500 lieues, avec la poudre médicamenteufe, *fans aucun autre fecours*, conformément aux *ordres précis* de Sa Majefté, furent parfaitement guéris dans cette tranflation, malgré des intempérances & des incidens de toute efpece, les fatigues d'une longue route, les viciffitudes, les intempéries de l'air & des climats, ... ainfi qu'il confte par les Procès-verbaux dépofés au Bureau de la Guerre, certifiés & atteftés par près de cinquante Médecins, Chirurgiens & Officiers publics de Lifle, de Toulon, de Marfeille, de Paris & de la Cour.

Une feconde expérience, a été faite en 1781, par ordre de Sa Majefté, fur quarante-fix Soldats vénériens, dans la Citadelle de Metz, dont les fuccès également conftatés par les Officiers de Santé, ont eu lieu fous les yeux des Gouverneur & Commandant de la Province, M. le Marèchal Duc de Broglie, & M. le Comte de Caraman, qui en ont rendu des témoignages publics.

Autres expériences avec même efprit, même zèle & même fuccès, d'après les vœux &

---

(1) Entretiens de Phocion . . . pàr M. l'Abbé de Mably, pag. 121.

(2) Mgr le Prince de Monbarrey, Chevalier de l'Ordre du Saint-Efprit.

M. le Marquis de Segur, Maréchal de France, Miniftre & Secrétaire d'Etat au Département de la Guerre.

les ordres relatifs de Sa Majesté, dans les Hôpitaux de Besançon , de Saint-Denis , & plus antérieurement à celui de Bicêtre , sur des personnes des deux sexes, griévement malades , & la plupart dans un état désespéré.

Telles sont les épreuves éclatantes & non équivoques , d'après lesquelles Sa Majesté a adopté & accueilli ce puissant Remède , pour le bien de son Peuple , à l'instar du Roi d'Angleterre ; & c'est d'après cette adoption auguste que je l'ai administré avec les plus heureux effets sur trois mille personnes guéries par ce secours depuis l'année dernière.

Remede héroïque , bien digne en effet de l'amenité du siécle , de l'accueil & de la protection spéciale d'un Souverain ami de ses sujets , & le plus grand bienfait à l'humanité souffrante , par cela même que le premier il établit seul un moyen de guérison intime & radicale dans les maladies énoncées en même temps qu'une réforme , une proscription absolue des *incisions*, *applications*, & autres *moyens violens & meurtriers* perpétués depuis trois siécles , & dont l'emploi caractérisoit autant l'insuffisance de l'art que l'imperfection de la cure ; *lenioribus remediis efficacius Cumulatiusque sanare , hæc artis nostræ consummatio* (1).

Cependant, préconiser un Remède comme supérieur & doué d'attributs salutaires au-dessus de tant d'autres qui pullulent de toutes parts , & que chacun vante à outrance , c'est s'exposer à être confondu d'abord sans examen parmi cette foule de gens *cupides & obscurs qui infestent la société , énervent les générations futures & détruisent la population dans son principe même.*

Mais quel sera l'homme zélé & courageux, qui sans cesse témoin de ces grands maux , & réclamé pour y *obvier*, bravera hardiment le préjugé & l'*anathême d'empirisme*, pour substituer à des moyens violens, pernicieux ou abusifs , un remede benin , énergique & sûr , capable des plus grands effets ? Quel sera cet ami du bien public ? si ce n'est un Médecin , celui qui , d'après dix - huit années d'étude & de travail, avoué d'un Corps respectable où il a fait ses preuves , s'est acquis une réputation honorable , & le bonheur

---

(1) Tous les hommes judicieux dévoués au soulagement de leurs semblables, savent que le véritable esprit de l'art de guérir consiste à adoucir & simplifier ses moyens curatifs , & que *l'habitude de mal faire n'est pas une raison pour continuer*. Ils verront donc avec satisfaction que la réforme des caustiques & des instrumens tranchans dans le traitement des maladies vénériennes , honore & embellit la Chirurgie à peu près de la même manière que la suppression de la *suture sanglante* à honoré & embelli de nos jours la pratique salutaire de cet art.

Combien de jeunes personnes de deux sexes bien faites & intéressantes , qui dès le printemps de leur âge ont été balafrées & ignoblement dégradées pour le reste de leurs jours? Mais c'est sur-tout dans les Hospices d'indigence consacrés au traitement de ces maux, qu'on se trouve tout-à-la-fois saisi d'horreur & d'indignation à la vue de ces extirpations , ces brûlures, ces mutilations dégradantes & barbares qu'on ne cesse d'y exercer.

Il faut enfin espérer de la bienfaisance du Prince , du zèle des Ministres & Magistrats , de l'humanité des Administrateurs & Officiers de santé de ces Maisons, que ce précieux remede sera généralement introduit désormais dans ces asyles d'indigence & dans tous les Hôpitaux militaires comme *propre à guérir sans opération*, & comme un moyen d'économie réelle à raison de la célérité & la sûreté de ses effets.

d'ajouter à son art des découvertes utiles qui lui ont mérité l'accueil du Gouvernement (1) , des prix & des suffrages Académiques (2) , & enfin l'estime & la reconnoissance de ses Concitoyens.

C'est sous des reliefs aussi flateurs qu'instruit par l'expérience , & essentiellement redevable envers l'humanité souffrante, du soin d'étendre de plus en plus mes bienfaits salutaires , j'ai cru ne pouvoir ajouter plus dignement à mes travaux , & concourir au bien public avec plus d'avantage , qu'en faisant connoître ici , sous les auspices de S. M. le précieux Remede dont il s'agit (3).

Si dans le tableau fidele & succinct que je vais donner des effets de ce Remede il se présente des résultats surprenans & extraordinaires , ils n'en porteront pas moins le sceau

---

(1) Lettre de remerciment, comme tribut de reconnoissance & d'éloge, à nous adressée en 1776 , au nom du Ministre , par MM. Delassone & Vicq Dazir , Commissaires de l'Académie des Sciences, concernant nos observations sur les maladies épidémiques & épizootiques , ... où l'on nous informoit *que pour le bien de la patrie on avoit dû publier notre travail.*

(2) En 1775 , l'Académie Royale de Chirurgie de Paris nous a décerné une médaille d'or , d'après l'importance de plusieurs faits médico - chirurgiques , plus ou moins essentiels & utiles , parmi lesquels on en distinguoit un sur-tout, ayant rapport à un enfant réputé mort né , abandonné & enveloppé comme tel , rendu à la vie par un secours particulier , & contre toute apparence de succès , pendant 50 minutes consécutives. *Voyez* ce beau fait très-honorablement accueilli dans la séance publique de l'Académie , année 1775 , chez Lambert , Libraire, rue de la Harpe. *Voyez* aussi notre Ouvrage intitulé : *Avis aux citoyens* , chez Belin , Libraire , rue Saint-Jacques, où sont consignés d'autres faits & découvertes nouvelles très-importans , relatifs à la santé & à la population.

(3) Nous croyons inutile, sans doute , de justifier le silence que l'Auteur garde sur la préparation du Remede ; car outre qu'il est juste & très-naturel que chacun jouisse du fruit de son génie & de son travail , on pourroit autoriser ce même silence de l'exemple des plus grands Médecins anciens & modernes , sur les traces desquels on ne peut craindre de s'égarer.

Baglivi , ce Médecin de Rome aussi illustre que précoce , dont la probité, le mérite & les lumieres seront rarement surpassés (a) . Baglivi a dit formellement dans son excellent traité de médecine-pratique , liv. I , pag. 99 , lign. 30 , *Occasione lues veneræ plura dicenda mihi essent de certis copertissimisque ad eam debellandam remediis , quæ mihi familiaria sunt in ægris meis , quæque apud me pro secreto conservo.*

Hypocrate avoit dit dans un autre sens, applicable ici en partie . . . *Sacra sacris communicanda , profanis verò nefas priusquam scientiæ mysteriis initiati sint. Lex , num. 3.*

Tel fut depuis l'avis de *Sydenham* , cet Hypocrate Anglois , dont l'heureuse pratique a été le fondement de sa célébrité.

Riviere , un des plus grands Médecins de son siécle , & dont l'autorité fera toujours loi en médecine , Riviere n'a pas été inculpé de charlatanisme , parce qu'il avoit des secrets à présent imprimés sous le titre de *Arcana Lazari Riverii.*

Enfin de nos jours plusieurs Médecins de Paris ont annoncé des Remedes divers , dont ils se sont réservés la connoissance & le secret

---

(a) L'on sait que ce grand homme , décédé en 1706 à l'âge de 38 ans , est l'Auteur de cette belle sentence si consolante pour l'humanité & si honorable à la médecine & aux Médecins : *Quandiù anima in corpore viget, semper aliquid ex admirabili arte nostrâ sperandum.*

de la vérité & de l'évidence , ainſi que je l'ai déjà affirmé & garanti devant le premier Tribunal de la Nation (le Parlement de Paris) (1) , tandis que les procès-verbaux & autres diverſes. pieces juſtificatives dépoſés au Bureau de la Guerre, & les acclamations de reconnoiſſance & de joie de milliers de perſonnes guéries , en ſont un témoignage ſûr & irrévocable.

Indépendamment de la ſanction de ces preuves, toutes plus concluantes & authentiques les unes que les autres , qu'il me ſoit permis d'en appeller deſormais à l'expérience de mes Confreres, MM. les Médecins & Chirurgiens, que j'invite très - inſtamment à faire uſage de ce Remede dans tous les cas énoncés ſur la foi de mes aſſertions chez les malades qui n'auront pu être guéris par tous les remedes ordinaires ; ils ſeront agréablement flatés & ſurpris de la ſupériorité , la promptitude & la bénignité de ſes effets.

Ils verront avec la plus grande ſatisfaction que , bien au-deſſus des remedes ordinaires , reputés excellens & ſupérieurs , lorſque dans des maladies graves & rebelles ils guériſſent la moitié , meme le tiers des malades , la poudre médicamenteuſe, telle qu'elle ſort d'*entre nos mains* , priſe auſſi long-temps & d'une manière relative aux différens cas , conformément au plan d'adminiſtration méthodique publié en dernier lieu d'après notre expérience , guérit QUATRE-VINGT-SEIZE MALADES SUR CENT , ce qui peut paroitre ſans doute incroyable , mais nous invoquons ici la vérité ſur ce fait que nous atteſtons ſur ce qu'elle a de plus ſacré ; nous exhortons MM. nos Confreres de vérifier par eux-mêmes cette obſervation pratique qui relève d'autant plus l'efficacité du remède , & le rend ſpécialement digne de leur attention, en lui attribuant une influence ſalutaire preſque générale (2). (Raiſons de cette influence ci-après).

APPERÇU GÉNÉRAL

Sur les principes conſtitutifs & ſur l'action phyſique abſolue de la Poudre médicamenteuſe du Chévalier de Godernaux dans les différens cas & chez les différens individus.

Il eſt univerſellement reconnu que les préparations de l'antimoine & du mercure , ſont la baſe de preſque tous les remèdes médicinaux compris dans la claſſe des fondans & depuratifs les plus énergiques , comme deux ſubſtances les plus riches en principes ſalutaires , capables des plus grands effets ſur l'économie animale.

Tel eſt le remède de M. de Godernaux , conſideré comme une préparation de cette eſpèce , douée de toutes les qualités requiſes relativement à la perfection & purification chy-

_____

(1) Titres préſentés au Parlement de Paris en faveur du Remede de M. de Godernaux, ci-après, pag. 15.

(2) Nous pouvons d'autant plus ſûrement conſtater les ſuccès de ce Remede , que nous veillons à ſon adminiſtration avec le plus grand ſoin , inſcrivant par numero les perſonnes qui nous conſultent de vive voix ou par écrit , prenant note de la nature de leurs infirmités , de leur date , de leurs complications, de la qualité & des effets des remedes préalablement employés , du jour que commence notre traitement , des circonſtances qui s'enſuivent , & enfin du temps & du nombre des doſes du remede que conſomme leur parfaite guériſon.

miques , aux vertus & facultés médicinales. De-là ses grandes propriétés , la bénignité & la sûreté de son action.

Les substances qui composent ce médicament , disposées sous la forme de poudre , ayant subi dans leur préparation toute la divisibilité dont elles étoient susceptibles sans aucune altération ni décomposition de leurs principes élémentaires primitifs & essentiels ; ceux du mercure sur-tout , le plus divisible de tous les corps , y étant restés sous leur sphéricité naturelle *Malgré* leur extrême division (1) , l'on conçoit que ce médicament avalé & soumis à l'action de l'estomac , à celle des sucs digestifs & de la chaleur animale qui résident dans ce viscère , ses parties intégrantes sont dégagées de leurs intermèdes , reprennent leur forme globuleuse & sphérique qui leur est propre , se développent , s'exaltent , se subtilisent & s'insinuent enfin dans le sang par les voies lactées, où étant parvenues , elles exercent avec empire leurs propriétés fondantes & depuratives autant par leur forme que par leur gravité spécifique, par leur action & leur réaction , soit en se combinant ou en neutralisant simplement certaines humeurs , jusqu'alors apathiques & inaccessibles à tous autres médicamens , (dès-lors point d'évacuation sensible) soit en incisant , divisant , atténuant ces mêmes humeurs & les expulsant par les divers émonctoires naturels, chacune vers la voie où elle tend à se porter. De-là , que ce médicament a tantôt l'effet purgatif & évacue par les selles , tantôt l'effet diurétique & entraine par les urines , tantôt l'effet diaphorétique & pousse la transpiration insensible , tantôt sudorifique & porte par les sueurs , tantôt expectorant & provoque les crachats & les excrétions pituitaires , &c. &c. Sans parler des diverses évacuations ou éruptions habituelles qu'il excite , augmente ou renouvelle comme bénéfices de nature salutaires qu'il guérit ensuite par lui-même.

TABLEAU SUCCINT

De l'efficacité de la poudre médicamenteuse , guérissant par elle-même & sans aucun accessoire violent & actif; les diverses maladies énoncées chacune d'une manière si singulièrement subtile & surprenante dans la plupart des cas, qu'il faut avoir vû, observé ou éprouvé pour croire de bonne-foi.

C'est ainsi que ces maladies acquises ou héréditaires, existantes & perpétuées par des symptômes divers & successifs, depuis vingt, vingt-sept & trente ans, chez des personnes de tout

---

(1) Ceci est démontré par la présence des globules mercuriels révivifiés , & plus ou moins apparens qu'on trouve en nature dans quelques doses de poudre , sur-tout lorsqu'elles sont un peu anciennes , ce qui prouve incontestablement que ce Remede n'est ni un sublimé , ni un précipité du mercure , ainsi qu'on a voulu l'insinuer par *des motifs qu'on ignore.*

A cette preuve s'en joignent deux autres sans replique : la premiere , c'est que l'on proscrit l'usage du lait , & tous les alimens gras & huileux du régime , au lieu de les admettre ; la deuxieme preuve , c'est que l'application de cette poudre sur les plaies n'y exerce *aucune action , aucune sensation dans aucun cas* , n'en déplaise aux assertions contraires de quelques Analistes officieux.

Mais l'expérience médicale , la seule à consulter en pareils cas tranche ici sur-tout , elle prouve que ce remede est un des plus précieux moyens de longue vie & de santé , témoin les prodiges salutaires qu'il a opérés & qu'il opere tous les jours depuis l'époque de sa premiere découverte. Voyez les actres au Parlement de Paris ci-après , les faits & phénomenes nombreux de ce recueil.

âge , foibles , épuifées ; exténuées , après avoir réfifté à tous les fecours médicinaux les mieux administrés , & aux effets des eaux minérales les mieux appropriées, & enfin à tous les traitemens empiriques les plus accrédités , ces mêmes maladies , après avoir éludé les effets de ces fecours, & fait le défefpoir, l'amertume & l'opprobre des malades & des familles , cédent enfin très-parfaitement & heureufement à l'efficacité énergique du remède dont il s'agit.

Telles font ces *dartres écailleufes , farineufes , vives , ulcéreufes , rongeantes , crouteufes* , &c. &c. tantôt fixées fur les parties les plus apparentes, & tantôt fur des parties cachées, fenfibles & délicates ; mais plus fouvent difféminées dans toute l'habitude du corps , recouvrant & corrompant toute la furface de la peau, foit par des exulcérations phagedeniques, foit par l'éruption de groffes croutes en forme de lépre, défagréables par leur afpeft , mais plus encore incommodes , par les démangeaifons, les cuiffons douloureufes & les fuppurations qui en réfultent, & enfin dangereufes à raifon des accidens plus ou moins graves auxquels elles affujettiffent par la rentrée & le reflux fpontanés de l'humeur qui les conftitue , fur les organes deftinés aux fonftions vitales.

Ces *raches* , ces *gales feches* ou humides , fales & infupportables, ces cloux puftuleux & phlegmoneux qui en réfultent, permanens ou périodiques, par vétufté ou par métamorphofe, pour la guérifon defquelles l'on fe méprend fi fouvent fur le diagnoftic & fur les vrais remèdes.

Ces *laits répandus* , dont l'exiftence fi fouvent obfcure & méconnue , préfente des effets multipliés & fucceffifs, qui femblables au caméléon dans la variété de fes couleurs, fimulent mille fymptômes & caractères divers , empoifonnent les douceurs & les délices de la vie d'un fexe aimable & courageux , noble & généreufe victime de la réproduction de l'efpèce.

Ces *fleurs blanches* , pertes défagréables & incommodes à tout âge, qui affeftant des organes effentiels à la génération , les ftérilifent, en même-temps qu'elles portent le défordre dans tout le fyftême individuel & nerveux, de-là ces défaillances, ces tiraillemens , ces maux d'eftomac permanens ou périodiques, ces dégoûts, ces digeftions fauffes & laborieufes, cet état de foibleffe , d'épuifement , de mal-aife général , &c. &c.

Ces *humeurs froides* , maladie ignoble & dégradante, qui influant à la fois fur les parties intégrantes dès fluides & des folides , altère les principes conftitutifs des humeurs, ainfi que la texture & l'organifation primitive de la fibre , tant dans les vifcères intérieurs que dans les glandes extérieures & dans les articulations par des tumeurs , par des plaies ulcéreufes, qui pervertiffent , changent , rendent méconnoiffables & hideux , les traits des vifages les plus réguliers, en même-temps qu'elles corrompent, gonflent les os, contordent les membres , gênent ou interdifent plus ou moins la progreffion, l'action des bras , des mains, des doigts , celle de la déglutition , ou enfin l'exercice de toute autre fonction volontaire ou involontaire.

Ces *fuites de la rougeole & de la petite vérole* , maladies fi fréquentes & d'autant plus terribles , que lorfque leurs mauvais effets font un peu moins que meurtriers, c'eft prefque toujours au préjudice de quelqu'organe effentiel , finon à la vie , du moins aux plus nobles, aux plus agréables fonctions & prérogatives de l'individu. Combien de vifages dégradés , informes & dégoûtans , dont les uns font privés de l'ouie ou de la vue , en tout ou en partie , avec difformité plus ou moins choquante ; les autres ont les paupières fanglantes & renverfées ; d'autres les lèvres monftrueufes , &c. &c. Combien enfin qui portant des dépôts , des fuppurations fourdes & internes ; font imminemment menacés de pthifiés lentes , d'afthme , de paralyfies incurables.

Enfin , la maladie *anti-fociale ,* ce Protée fingulier & perfide , qui fe montrant & fe cachant à fon gré, étend & multiplie fes effets , tantôt d'une maniere foudaine , vive & apparente , & tantôt d'une maniere lente , fourde & obfcure, qui induifant les malades à une fauffe fécurité fur leur état, végete dès-lors & fe propage d'autant plus fûrement dans la copulation & la progéniture.... *L'infuffifance, l'infidélité de la plûpart des remèdes publics ,* en fimulant la guérifon , contribuent bien plus encore à étendre & perpétuer les triftes effets de ce fléau , & le tranfmettent ainfi de génération en génération ; de-là ces écoulemens fordides & douloureux, ces inflammations rapides , ces tumeurs, ces exulcérations malignes , ces puftules, ces exeroiffances incommodes qui dégradent les organes deftinés à nous reproduire , ces ulcères rebelles , ces douleurs vives , ces affections offeufes & cutanées, &c. &c.... Accidens dont la plupart font fufceptibles de la plus grande intenfité, relativement au degré de contagion & aux difpofitions particulières des organes affectés, fans qu'il paroiffe que le laps de temps , ni une plus grande diftribution & propagation dans les effets, en aient affoibli la caufe.

Telles font les maladies rebelles non guériffables ou difficiles à guérir de tous les temps , mais dont la folution s'opère d'une manière fûre, intime & falutaire par l'efficacité fpéciale du remède dont il s'agit.

F A I T S

O U

PHÉNOMENES SALUTAIRES

DE LA POUDRE MÉDICAMENTEUSE

DANS LE TRAITEMENT DE CES DIVERSES MALADIES.

Parmi des milliers de fuccès opérés par ce remède, nous en citerons feulement quelques-uns dignes de faire époque dans l'art de guérir, & propres à conftater les propriétés réelles de ce fecours de la manière la plus évidente & la plus authentique, afin d'éclairer le public & les gens de l'art fur l'étendue de fes reffources falutaires , en cimentant , par des exemples frappans , l'authenticité des titres & la foi de nos affertions.

FAITS RELATIFS AUX DARTRES.

Entre un grand nombre de guérifons de cette cruelle maladie , on en diftingue deux fur-tout comme des *Phénomènes falutaires ,* dont la médecine pratique n'a fourni aucun exemple jufqu'à ce jour.

Le premier eft celui d'un jeune eccléfiaftique, âgé de 17 ans, traité chez M. le Curé de Villeneuve-le-Roi près Choify, d'une *dartre lépreufe*, *fétide*, univerfelle de naiffance, avec foibleffe, langueur, débilité phyfiques, nullité morale & fexuelle; qui a tout-à-la-fois guéri de fa maladie & acquis complétement les facultés de l'efprit & du corps; mais par une difpofition auffi fingulière qu'elle eft rare dans les loix de la nature, le développement & l'accroiffement du malade ont lieu encore à 31 ans, & fe font portés à une taille de 6 pieds, tandis qu'à 27 ans, c'eft-à-dire 2 ans en fus du terme final d'accroiffement, cette même taille étoit tout au plus au-dela de cinq pieds, époque ou il a commencé le remède.

Ce fait a été vérifié dans le temps par plufieurs perfonnes en place pendant le féjour de la Cour à Choify & communiqué depuis par M. le Clerc, Médecin, Chevalier de l'Ordre du Roi, à un Miniftre éclairé, également zèlé pour le bien de l'humanité & pour la profpérité de l'Etat, M. le Comte de Vergennes qui, dans le tranfport d'une ame fenfible & ver- tueufe, a prononcé qu'un tel remède devoit être *prôné par des écrits auffi nombreux que les pavés.*

Le deuxième phénomene falutaire a rapport à la dame Ethieu, rue Guillemain, detenue dans un lit de douleur depuis dix ans par une dartre vive & rongeante, devorant fucceffive- ment le vifage, les extrémités fupérieures & inférieures dans toute leur étendue, où elle exerçoit un martyre continuel qui n'ayant pu être calmé ni adouci par aucuns moyens, avoit réduit la malade à invoquer le trépas comme le feul terme à fes maux.

Cette brillante cure, dont des cicatrices plus ou moins vaftes & bien caractérifées ne laiffent aucune équivoque, a été fuivie à notre infçu par M. Michelon, Médecin des Armées du Roi, avec tout le zèle, la bonne-foi & le défintéreffement d'un ami de l'humanité.

Ces deux faits notoires & authentiqnes parmi des milliers de guérifons doivent affurer à ce remède une gloire & une célébrité immortelles. *Longè, latèque vazabitur.*

AUTRES FAITS.

Nous avons vu guérir également plufieurs autres perfonnes dartreufes dont toute la furface de la peau couverte de croutes, reffembloit à une écorce d'arbre, fouffrant cruellement depuis nombre d'années, ayant pris inutilemẹnt des bains, petit lait, eaux minérales, creffon, fumeterre, fcabieufe, patience, &c. &c. fans fuccès pendant des années entieres.

Entr'autres une pauvre femme feptuagenaire, dont les bras, la poitrine & les feins fur-tout étoient dans un feu dévorant par certe cruelle maladie, depuis nombre d'années, & dont la guérifon a eu lieu à une époque bien antérieure à celle où nous attendions le fuccès. La demoifelle Bourgeois, rue de Ferou, a fuivi humainement cette cure d'après nos foins & en a tranfmis les moyens à la malade, par les bienfaits communs de l'auteur du remède, & d'une dame charitable qui a pourvu à l'entretien.

L'un des gens de Madame la Marquife de Kerouën, affeaé depuis 12 ans d'une dartre miliaire, écailleufe & crouteufe générale notamment au vifage, à la tête, aux jambes, cuiffes & genoux, fur-tout du côté droit, étant dans un fupplice continuel, principalement dans l'été, par une chaleur & démangeaifon âcres & ardentes dans ces parties, malgré les

B

fecours de toute efpèce les mieux entendus par diverfes perfonnes de l'art reputées, par divers empiriques. Il a été entiérement délivré des fo.ffrances au bout de quelques mois & actuellement en voie de prochaine guérifon parfaite.

Enfin d'autres perfonnes, dont les dartres de caufe accidentelle dégénérée, fixée fur les mains, aux paumes des mains, au fiège, & autres parties irritables & fenfibles, étoient réduites à l'état de fouffrance le plus urgent, au point de reclamer la guérifon avec un ton *de rage & de défefpoir.* Le calme qu'ils ont d'abord éprouvé, & la guérifon qui a fuivi, a bientôt changé leur manière d'être, & leur a fait chérir une exiftence qui n'aguères leur étoit infuportable.

FAITS RELATIFS AUX ERUPTIONS PSORIQUES.

Plufieurs perfonnes affectées d'éruptions galeufes, horribles & moleftantes depuis plufieurs années, qui leur interdifoient la tranquillité, le repos de la nuit & le commerce de la fociété, ont été également délivrées de ces fâcheufes indifpofitions par les effets de ce précieux remède.

M. le Chevalier de Thelmont, Capitaine de Dragons, portoit depuis plufieurs années fur toute l'habitude du corps une éruption de cette efpèce, très-défagréable & incommode, qui dégénérée de fa premiere caufe, & inutilement combattue par des remèdes peu apropriés, s'étoit métamorphofée en une multitude de puftules ulcéreufes & de clous fupurés dans toute la furface de la peau, notamment fur les bras, les mains & les doigts, avec enflure, & tuméfaction dans ces parties, prurit continuel, douloureux, âcre & très-fatiguant, qui interdifoit depuis long-temps l'appétit, le fommeil & la compagnie.... L'ufage méthodique & foutenu de ce remède, a opéré une parfaite & entière folution de cette fâcheufe maladie, apres avoir alternativement & en différens temps augmenté & diminué, provoqué & moderé l'éruption.

Des jeunes gens de tout fexe & de différens âges, ont été délivrés d'infirmités femblables; plus ou moins grâves & urgentes, de *caufe vénérienne primitive* ou dégénérée.

FAITS RELATIFS AUX LAITS REPANDUS.

L'expérience & l'obfervation nous ont conftamment prouvé que ce remède triomphoit plus promptement & plus facilement des maladies dépendantes de cette caufe, même dans les cas les plus graves, invéterés & défefpérés, négligés, méconnus ou traités fans fuccès par divers autres remèdes.

Madame Colomb de Limoges, chez les Dames du Précieux-Sang, rue de Vaugirard, en proie aux effets d'un lait répandu depuis 3 ans, & faignée à l'excès à ce fujet, étoit plongée dans un état cachéctique, obftruction à la rate, engorgement à la matrice, fymptômes d'apauvriffement du fang avec œdématie des extrémités, fuppreffions utérines, fleurs blanches, maux de tête violens, dégoût, infomnie, extinction de voix, oppreffion, face pâle & décolorée, gonflement, pefanteur, dureté au bas ventre, douleur, roideur, foibleffe dans les articulations, gêne & difficulté dans la progreffion. Tel étoit l'état de cette Dame, lorfqu'elle nous confulta le 26 Février dernier, après avoir pris des remèdes de toute efpèce depuis trois ans ; tant en province qu'à Paris, par le confeil·réuni de plufieurs perfonnes de l'art, renommées.

Quatre premieres prifes de poudre adminiftrées conformément aux circonftances déga-gèrent fi bien le bas ventre par des évacuations glaireufes & laiteufes abondantes, que dès le 21 Mars fuivant, Madame fe trouva en état de danfer en fociété. Quelques prifes fubfé-quentes confirmèrent de plus en plus l'influence falutaire de ce remède par des évacuations glaireufes, & par un fédiment laiteux qui eut conftamment lieu dans les urines ; 15 prifes de poudre ont fuffi pour effectuer cette cure ; & la malade de retour dans fa ville depuis 6 mois, y jouit de la meilleure fanté.

Une Dame, maitreffe Couturiere, rue des vieux Auguftins, à nous adreffée par des amies de Madame Colomb, éprouvoit les effets d'un lait répandu depuis 4 ans par un gonflement, tenfion & rougeur douloureufe dans toute l'extrémité inférieure gauche. Envain la malade avoit-elle nourri fon dernier enfant l'efpace de 13 mois ; fon bras droit qu'elle portoit en écharpe depuis 4 mois, étoit perclus par une éruption fupurante, âcre & très-douloureufe ; avec fluxion & engorgement érézipelateux, interdifant tout mouvement, & produifant un mal-aife avec fouffrance & infomnie prefque continuelles.

Trois prifes de poudre diffipèrent d'abord la fluxion du bras, calmèrent les douleurs ; & les dofes fuivantes dès la cinquieme, détergèrent & confolidèrent l'éruption comme par enchan-tement. Dix prifes ont parachevé cette guérifon.

FAIT TRÈS-REMARQUABLE.

S'il étoit poffible de fe repréfenter au vrai une perfonne dont le vifage, les oreilles, la tête & toute l'habitude du corps feroient couverts de grandes plaques croûteufes, écailleufes, par une altération générale de la peau, cernée, rouge, enflammée & fupurante dans tous les fens, d'un afpect le plus revoltant & le plus hideux, offenfant les regards, collant conftam-ment chemife, coëffures, bas, draps de lit, à la furface du corps, fans ceffe écorchée & arrachée par le contact, engorgement de glandes du col, des feins, des aines, enflure, tuméfaction œdémateufe & ulcéreufe dans ces parties & dans toute l'étendue des extrémités inférieures, chaleur brûlante, agitation, infomnie, fétidité continuelle, déchirement univer-fel, grave & douloureux par une fucceffion de plaies & de croûtes fans ceffe renouvellés... On verroit l'état pofitif de Madame Rodier, maifon de M. Surville, rue Saint-Honoré, vis-à-vis la petite rue S. Louis, par les effets d'un lait répandu depuis 6 ans ; réduite & affujetrie enfin à des ablutions générales & des applications balfamiques en trente endroits du corps, afin de pallier & modérer fes maux & fes douleurs ; fituation affreufe, pour laquelle cette infortunée nous a confulté le premier Mai dernier, après avoir éprouvé nombre de re-mèdes divers par gens de l'art & autres, fans aucun bien.

Dix-huit prifes de poudre ont donné une exiftence douce, & calme à la malade, & dès la 23e prife, il ne reftoit plus qu'un léger veftige farineux au milieu de la joue & de la jambe droite, qui a cedé enfuite parfaitement, à la plus grande fatisfaction de la malade & à notre agréable furprife.

Nombre d'autres perfonnes ont été guéries par ce remède, d'indifpofitions plus ou moins graves, par lait répandu avec ou fans complications.

FAITS RELATIFS AUX FLEURS BLANCHES.

Il est aussi inutile que bienséant de s'abstenir ici de citations particulières sur la guérison des fleurs blanches simples ou compliquées de cause vénérienne, ou de maladie de nerfs. L'existence & la cause également fréquentes, sur-tout dans la Capitale, ont fourni amplement aux succès de ce remède modifié selon les circonstances, même dans les cas d'ulcères à la matrice, chez des personnes adultes, au-delà du terme ordinaire des révolutions sexuelles, maladie qui, comme l'on fait, est souvent l'écueil de la médecine & des Médecins en pareil cas.

FAITS RELATIFS AUX SUITES DE LA ROUGEOLE ET DE LA PETITE VEROLE.

La poudre médicamenteuse remédie avec efficacité aux accidens incommodes, dégradans ou formidables, que ces maladies laissent fréquemment à leur suite, ainsi qu'il conste par l'exemple multiplié de plusieurs enfans & personnes de divers âges, diversement affligées des suites de ces maladies, notamment par maux des yeux & autres organes des sens, dont la violence, l'intensité & l'opiniâtreté douloureuses sembloient avoir condamné plusieurs de ces malades à errer & végéter passivement dans les ténébres & loin de la société le reste de leurs jours, réduits d'ailleurs depuis long-temps à la triste, inutile & fâcheuse ressource du cautère ou du véficatoire.

Fait remarquable.

Une petite fille de M. Troté, Tailleur de l'Opéra, rue des cinq diamans, étant dans le dernier degré d'étisie, avec face hypocratique, teint plombé, fievre lente irréguliere, toux seche, cours de ventre colliquatif, dureté, gonflement & tuméfaction extrêmes au basventre par l'obstruction des glandes du mesentere, engorgement considérable dans les glandes du col à la suite d'une petite vérole repercutée ; nous fut présentée dans cet état, ayant subi en vain divers traitemens préalables : après beaucoup de difficulté & une considération réfléchie sur les grandes ressources de la nature & sur l'influence salutaire du remede, je me déterminai à en tenter les effets sur ce squelete animé après avoir annoncé toutefois l'incertitude du succès, vu l'état désespéré & le danger imminent de l'enfant ; mais qui l'eût osé espérer ? ce remede dispensé par ¼ de prise rappella ce petit individu à la vie d'une maniere si rapide & si bien soutenue, que dès le deuxième mois il eut acquis un embonpoint & un coloris de santé incroyable à quiconque n'a pas été témoin du fait, & voit cet enfant pour la premiere fois.

Combien d'enfans dans le même état qui périssent tous les jours faute de secours efficaces !

FAITS RELATIFS AUX HUMEURS FROIDES.

Un grand nombre d'enfans de tout âge, des personnes adultes de tout sexe, affectés de cette maladie sous différens aspects & des degrés d'ancienneté & d'intensité divers, caractérisés par des symptômes & accidens plus ou moins graves & nombreux, qui les ayant réduits la plupart dans l'état le plus déplorable, inspiroient tout-à-la-fois des sentimens d'horreur & de pitié, ont néanmoins obtenu une parfaite folution de leurs maux, même le rétablissement, en tant que possible, de leurs dégradations physiques.

De semblables succès ont eu également lieu dans le temps en Angleterre, où ce remède acquit le nom de *Poudre unique.*

FAITS RELATIFS AUX MALADIES VENERIENNES.

Les effets physiques & la marche salutaire de la Poudre médicamenteuse dans le traitement curatif de ces maux, caractérisent ce Remede, *opérant, guériffant feul & fans le concours d'aucun agent ni application violens & aclifs.....* particularités-pratiques publiées en dernier lieu dans une Inftruction circonftanciée à l'ufage des malades & des gens de l'art, nous y renvoyons le Lecteur (1).

L'on y trouve annoncé, d'après l'expérience, une terminaifon falutaire & conftante.

1°. Des écoulemens récens & habituels, quelqu'anciens qu'ils foient, ainfi que leurs fuites, comme aufli les embarras de l'uretre, fans le concours des bougies, fi ce n'eft dans quelques cas très-rares.

2°. Des ulcères chancreux par centaines avec phymofis graves & violens, dont quelques-uns de la grandeur d'un *écu de fix francs*, compliqués d'éruptions dartreufes, infupportables dans quelques fujets.

Un millier d'ulcères de cette efpece dans toute l'habitude du corps (ce qui eft rare), dont plufieurs au vifage, au front, plus ou moins étendus & profonds, non guéris par divers traitemens préalables.

Nombre d'ulceres gagreneux; avec fupuration fétide. noirâtre, permanente, compliqués d'exoftofes & de caries putrides, ayant réfifté à dix traitemens différens par art ou par empiriques; faits conftatés & vérifiés par l'examen & la décifion fubféquente de plufieurs perfonnes de l'art convoquées à cet effet.

3°. Des bubons plus ou moins multipliés & volumineux, graduellement & efficacement réfous, ou abcédés & fupurés, jufqu'au nombre de fept, fur le même fujet, ouverts fpontanément, détergés, comblés & confolidés dans l'efpace de quelques jours comme par enchantement & fans veftige de cicatrice.

Des bubons fiftuleux invérérés, traités en vain jufqu'alors, également détergés & confolidés par le feul ufage de ce Remede. (Il faut avoir été témoin de ces effets pour y croire de bonne-foi.)

4°. Des excroiffances des plus invétérées & confidérables qui ont fubi les mêmes loix.

5°. Des ulcères chancreux à la bouche, qui après avoir réfifté à tous les fecours, avoient rongé le bout de la langue, les amygdales, le voile du palais, avec gonflement glanduleux & skirreux dans ces parties & dans les glandes du col, chez les uns; plufieurs gonflemens tuberculeux, calleux & ulcéreux dans toute l'étendue des bords de la langue chez les autres, heureufement terminés & guéris par ce remede.

6°. Des douleurs vagues, plus ou moins urgentes & infupportables, récentes ou invétérées, accident, comme l'on fait, fi difficile à guérir & fi rarement guéri en effet, mais

_____

(1) On trouve cette Inftruction gratis à notre demeure rue de l'ancienne Comédie Françoife.

dont la folution eft toujours certaine , & le plus fouvent auffi prompte que conftante par les effets de ce médicament.

Tels font les faits & phénomenes falutaires par lefquels l'efficacité de ce puiffant remede eft établie d'une manière irréfragable , & dont le fimple énoncé fuffit fans doute pour lui mériter déformais la confiance publique , l'accueil & l'empreffement des gens de l'art.

Sans faire mention d'ailleurs des immenfes & heureux effets de ce remede en Angleterre, conftatés par des gens de l'art , & confignés dans des ouvrages authentiques (1).

PLAN ET PROJET

D'EXAMEN EXPÉRIMENTAL COMPARATIF

DE TOUS LES REMEDES PUBLICS.

Un Auteur grave, dans un ouvrage fublime dont il a plu à SA MAJESTÉ d'agréer la dédicace(2)faifant une mention effentielle & honorable de ce remède d'après fon expérience, a très-à propos remarqué « que la contagion vénérienne étoit devenue prefqu'univerfelle , & » en a conclu à la poffibilité de détruire cette maladie en France , en faifant traiter par pro- » vince & de proche en proche tous ceux qui en font attaqués ». . . . .

Or , comme parmi les maladies fubordonnées à l'efficacité énergique du remède de M. de Godernaux , la maladie vénérienne eft la feule pour laquelle il ait paru des remèdes concurrens (en fens relatif) , (3) & que cette maladie eft en effet infiniment répandue ainfi que l'obfervation journaliere le confirme , ayant lieu même dans le mariage le plus fouvent à l'infçu des malades & fans fe manifefter pendant plufieurs années, d'où une poftérité malfaine , foible , viciée & inhabile à une population vigoureufe.

Il feroit de la plus grande néceffité de pourvoir à la guérifon de cette maladie d'une manière affez générale, ou tout au moins d'avoir la certitude d'un bon remède capable d'effectuer cette guérifon d'une manière *intime & définie* ; *en foumettant tous les remèdes publics actuels*

---

(1) Voyez un extrait de ces ouvrages , & plufieurs centaines de faits remarquables cités dans un Mémoire judiciaire publié en dernier lieu en l'inftance au Parlement pour M. de Godernaux , au fujet d'une contrefaction de fon remède.

(2) Hiftoire *phyfique, morale, civile & politique de la Ruffie ancienne & moderne* , ouvrage qui, felon le jugement du Cenfeur , « manquoit à la République des Lettres , agréable & généralement utile , » c'eft fur-tout le livre des Princes & des hommes d'Etat », par M. le Clerc , Écuyer , Chevalier de l'Ordre du Roi , &c. &c. Paris , 1783 , *in-4*, avec fig. chez Froulé , Libraire , Pont Notre-Dame.

(3) Nous difons *rélatif*, en ce qu'aucun des autres remedes ne difpenfe des *cauftiques & des inftrumens tranchans* comme celui-ci , avec cet avantage de fouftraire dans tous les cas à ces exameus indécens & défagréables pour l'honnêteté & la pudeur même les plus équivoques , & fur-tout humilians pour la vraie vertu des refpectables mères & époufes.

à un examen de comparaison expérimental dans un lieu particulier , chacun sur un nombre déterminé de personnes infectées de maladies vénériennes à peu près de la même manière & au même degré , échués par le sort , sous l'inspection de gens de l'art éclairés , vigilans & intègres qui vraiment pénétrés de la cause du bonheur public , de la santé & de la conservation des hommes , constateroient fidélement à SA MAJESTÉ le résultat de concurrence salutaire , & détermineroient très-précisément la *priorité du choix &* l'*adoption exclusive* de celui de ces remèdes qui guériroit plus radicalement , bénignement , avec moins de sujétion & de dépense , suppléant par méthode médicale son influence universelle dans les cas absolus où elle seroit en défaut.

En attendant l'exécution de ce grand œuvre , auquel j'offre de concourir de tous mes soins , de toute ma volonté & de tout mon zèle , pour les progrès de l'art de guérir , en y soumettant la poudre médicamenteuse adoptée par SA MAJESTÉ , je continuerai mes fonctions salutaires sous d'aussi honorables auspices , je jouirai de la noble prérogative de faire le bien le plus réel ici-bas : heureux de satisfaire ainsi aux intentions bienfaisantes du Prince , & de remplir le plus important , le plus sacré & le plus légitime devoir d'un Médecin citoyen , en consacrant utilement mes travaux & mes veilles au soulagement & à la conservation de mes semblables.

TITRES

PRÉSENTÉS AU PARLEMENT DE PARIS,

Pour constater authentiquement la bénignité & l'efficacité salutaires de la Poudre du Chevalier de GODERNAUX,

SERVANT DE RÉSUMÉ

DU NOUVEL AVIS A LA SOCIETE,
Et de solution victorieuse,

Aux analyses & observations insérées en dernier lieu dans le Mercure de France & autres Journaux éphémeres ou périodiques , &c. &c.

Une lettre de Cachet , surprise à l'autorité contre ses intentions bienfaisantes , ayant obligé l'Auteur de présenter requête au Parlement pour la révocation de cet ordre subreptice , il a victorieusement confirmé dès-lors à cet auguste Tribunal , protecteur de la vérité & de la liberté des citoyens , la bénignité , la sûreté & l'efficacité du remède de M. de Godernaux.

1°. Par l'ancienneté de découverte & par les bons effets constans de ce remède depuis 60 ans.

2°. Par six cents expériences publiques en Angleterre & en France par ordre du Gouvernement , & constatées par des procès verbaux relatifs , déposés au Bureau de la Guerre , N° 5 , munis des suffrages d'un grand nombre de Médecins de Paris , de la Cour & des hôpitaux de plusieurs grandes villes du Royaume , des plus qualifiés , des attestations des Magistrats ,

Officiers publics, Gouverneurs, Commandans de Province, Commandans des Places, Intendans de Généralités, y mentionnés.

3°. Par l'adoption ministérielle de ce remède pour les troupes du Roi, & par ordre exprès de *SA MAJESTÉ.*

4°. Par des milliers de guérisons privées dans diverses parties de l'Europe, y compris plusieurs centaines de personnes de distinction dont on a offert la signature, comme ayant fait un usage plus ou moins long de ce remède en diverses occasions & pour diverses maladies, *femmes enceintes*, enfans & personnes de *tout âge*, plus ou moins *foibles* & *épuisées*, traitées avec un égal succès & souvent contre tout espoir de réussite ; la mère enfin de M. de Godernaux, un oncle paternel *nonagénaires*, une sœur & lui-même résidens à Paris, jouissans tous d'un état de santé rare & peu commun, après avoir pris jusqu'à *satiété* de ce remède pour des indispositions plus ou moins graves & diverses.

5°. Par trois mille guérisons propres à l'Auteur & constatées par le relevé des cayers où il inscrit par N°. les indispositions des personnes qui réclament ses soins. Guérisons opérées sous sa direction par ce seul remède dans l'espace de quelques mois, sans aucun accident le moins grave, & avec de tels succès, qu'il faut avoir *vu, observé ou éprouvé pour croire de bonne-foi.*

6°. Enfin pour complément de preuve, l'Auteur & M. de Godernaux ont offert au Parlement de garantir *sur leurs têtes* par de nouvelles expériences publiques, la bénignité & les salutaires effets de ce remède sur tel nombre de malades qu'il plairoit à la Cour de soumettre à son usage dans un lieu déterminé & sous l'inspection de 20, 30, 40 Membres de la Faculté de Paris. . . . *Mém. & requête au Parlement, année* 1783.

R E M A R Q U E S.

Nous croyons que des justifications aussi authentiques & aussi concluantes en faveur du remède de M. de Godernaux, ayant pour base une expérience permanente & soutenue, & pour garant une suite de beaux faits inconnus jusqu'à lui, n'ont pas besoin de commentaire.

Instruits donc désormais de la vérité & convaincus de l'énergie & de la bénignité salutaires de ce remède par *l'expérience médicale*, à laquelle seule il appartient de prononcer, admettre ou rejetter en pareilles circonstances, les Pharmaciens, dont le zèle officieux s'est porté à analyser ce remède, verront physiquement que plus habile que l'art, plus régulier dans ses opérations, plus sage, plus modéré & plus fidèle que le creuset chymique dans un *foyer ardent*, *l'estomac humain* décompose le remède sans l'altérer, restitue ses principes naturels & le dispose ainsi à transmettre ses heureuses influences dans l'économie animale... *Témoin l'expérience salutaire, cet oracle infaillible, la seule & véritable Académie à consulter.*

Nous avons déja réfuté par des faits sans réplique les résultats & les conséquences déduites de ces analyses. Nous ne nous répéterons pas ici (1), nous observerons seulement, que, dès qu'il est prouvé qu'un remède guérit bien, qu'il guérit d'une maniere *stable, bénigne, énergi-*

---

(1) Voyez ci-devant, pag. 5.

que & salutaire, peu importe dès-lors le *quomodo* & le moyen ; sur-tout lorsqu'il est dispensé par un homme de l'art. . . Il est en effet très - indifférent pour le malade qui souffre & dont l'état urgent réclame des secours efficaces ; il est de toute inutilité pour lui de savoir que le remède qui soulage ses maux & qui le guérit sainement, émane *du bois*, *de la cendre ou du charbon*. A quoi bon donc les analyses & les peroraisons. *Le Chymiste raisonne*, *le remède agit*.

Notre devoir, la vérité & le bien public exigent encore que nous relevions ici *l'exagé-*ration prétendue *du prix* du remède, en la démontrant fausse & gratuite.

1°. M. de Godernaux a confié l'entiere administration de son remède à des personnes de l'art, à qui, selon la justice, il doit en participer les produits.

2°. La parfaite confection de ce remède au sortir du laboratoire, exigeant le travail de plusieurs mains, les retributions de ce travail doivent également être déduites du produit.

3°. M. de Godernaux donne tous les jours son remède *gratis*, avec la plus grande loyauté, à toutes les personnes indigentes , malades qui se présentent chez lui d'après un certificat des curés, vicaires ou autres personnes en place, munis de notre signature & consultation sur leur état.

4°. Enfin il est facile de démontrer que, de tous les remèdes publics, celui de M. de Go-dernaux est *le moins dispendieux*, comme *le moins gênant & le plus doux*, comportant 24 ou 30 l. de dépense par traitement ordinaire avec la liberté de travailler & de vaquer à ses oc-cupations. . . . Voyez d'autres moyens de réfutation, publiés en dernier lieu dans un second Mémoire judiciaire par M. de Godernaux, où l'on trouve l'énoncé de nouvelles expériences publiques qui ont été faites à Toulon, à Lion, & plus récemment à Bordeaux avec le plus grand succès, par les soins & les bienfaits de M. l'Intendant de la Province, dont les connoissances & les lumières supérieures , ainsi que le zèle ardent pour tout ce qui inté-resse l'humanité & le bien public , sont connus. Autres expériences & succès éclatans à Toulouse, à Avignon, à Bruxelles, en Hollande , &c. &c. &c.

On trouvera tout ce qui est relatif à ces objets chez M. de Godernaux , rue de Paradis , vis-à-vis les Blancs-Manteaux, ou dans notre maison, rue & près l'ancienne Comédie Françoise.

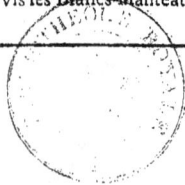

www.ingramcontent.com/pod-product-compliance
Lightning Source LLC
Chambersburg PA
CBHW050455210326
41520CB00019B/6221